CON GRIN SUS CONOCIMIENTOS VALEN MAS

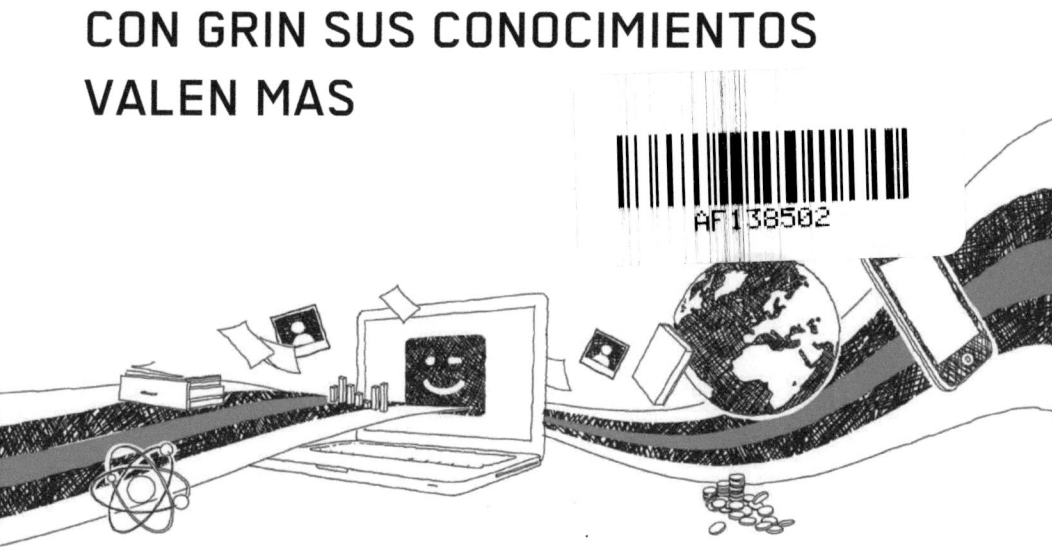

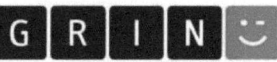

- Publicamos su trabajo académico, tesis y tesina

- Su propio eBook y libro - en todos los comercios importantes del mundo

- Cada venta le sale rentable

Ahora suba en www.GRIN.com y publique gratis

GRIN

COVID-19 comorbilidades y síntomas frecuentes durante la pandemia

Paola Delgado Chuquillanqu

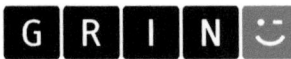

Bibliographic information published by the German National Library:

The German National Library lists this publication in the National Bibliography; detailed bibliographic data are available on the Internet at http://dnb.dnb.de.

ISBN: 9783346914248
This book is also available as an ebook.

© GRIN Publishing GmbH
Trappentreustraße 1
80339 München

All rights reserved

Print and binding: Books on Demand GmbH, Norderstedt, Germany
Printed on acid-free paper from responsible sources.

The present work has been carefully prepared. Nevertheless, authors and publishers do not incur liability for the correctness of information, notes, links and advice as well as any printing errors.

GRIN web shop: https://www.grin.com/document/1376908

INSTITUTO FRANKLIN ROOSEVELT

CARRERA TÉCNICA DE ENFERMERÍA

MONOGRAFÍA

COVID-19 COMORBILIDADES Y SÍNTOMAS FRECUENTES DURANTE LA PANDEMIA

Cátedra   :   Proyecto de Investigación e Innovación Tecnológica.

Presentado por: Delgado Chuquillanqui Paola.

Huancayo – Perú

2023

DEDICATORIA

Dedicado a nuestros padres por apoyarnos incondicionalmente en cada momento con sacrificio, esfuerzo, dedicación y mucho amor.

A todos nuestros familiares y amistades que siempre estuvieron pendientes en los momentos difíciles.

INTRODUCCIÓN

El gobierno chino informó acerca del brote una nueva enfermedad causado por el virus Coronavirus el 31 de diciembre de 2019 en Wuhan-China propagándose por todo el mundo y convirtiéndose en una pandemia rápidamente. El primer caso registrado en Latinoamérica fue en Brasil el 26 de febrero, llegando a Perú el 6 de marzo de ese año (1).

El 30 de enero del 2020, la Organización Mundial de la Salud (OMS) declaró una emergencia de salud pública internacional, lo cual sugirió a las autoridades de cada nación implementar medidas de vigilancia epidemiológica, así como estrategias de manejo clínico integral y comunicación de riesgos a la comunidad. El COVID-19 es una enfermedad respiratoria infecciosa causada por el virus SARS-CoV-2, virus ARN envuelto, el cual es encontrado en mamíferos y aves, capaces de causar no solo enfermedades respiratorias, si no también, entéricas, hepáticas y neurológicas, transmitida a través de gotitas respiratorias con un periodo de incubación de 1-14 días (2).

La aparición y propagación de un patógeno respiratorio nuevo van acompañadas de incertidumbre sobre sus principales características epidemiológicas, clínicas y virológicas, así como los factores de riesgo implicados (3).

El presente trabajo tiene el propósito de identificar, describir y analizar las principales comorbilidades implicados a desarrollar la presentación clínica de esta enfermedad y obtener datos relevantes que nos muestren la realidad que nos afecta para un adecuado abordaje terapéutico de los pacientes afectados, y para el desarrollo de estrategias de salud orientadas al tratamiento de complicaciones médicas en el contexto de esta enfermedad, beneficiando a toda población que esté afectada por el COVID-19 (6).

CONTENIDO

DEDICATORIA 2

INTRODUCCIÓN 3

MARCO TEÓRICO 5

COVID-19 6

Definición 6

Fisiopatología 6

Epidemiología 6

Presentación clínica 7

Diagnóstico 8

Tratamiento 9

Comorbilidad 10

Signos y Síntomas 10

Análisis de Estudios sobre Comorbilidades y Síntomas de la Covid-19 11

CONCLUSIONES 14

REFERENCIAS BIBLIOGRÁFICAS 15

MARCO TEÓRICO

La población fue susceptible a la Covid-19 durante la pandemia y conocer las comorbilidades asociadas resulta imprescindible para disminuir sus efectos, ya que se puede establecer qué enfermedades están relacionadas a este proceso. (3)

La enfermedad del Coronavirus (COVID-19) es una enfermedad respiratoria infecciosa emergente causada por un virus, y transmitida entre humanos de persona a persona a través de micro gotitas respiratorias con un periodo de incubación de 1 a 14 días (3).

Se notificó por primera vez el Coronavirus 2019 (COVID-19) vez en Wuhan, China, y que posteriormente se ha extendido por todo el mundo incluyendo 264 casos notificados y 5 muertes en Perú a 15 días del primer caso notificado (4).

El 30 de enero de 2020, la Organización Mundial de la Salud (OMS) declaró una emergencia de salud pública internacional, lo cual sugiere a las autoridades de cada nación implementar medidas de vigilancia epidemiológica, compra de pruebas diagnósticas, estrategias de manejo clínico integral del paciente y comunicación de riesgos a la comunidad. Estas estrategias son implementadas con el propósito de prepararse frente a la posible llegada de casos importados (4)

Esta enfermedad produce síntomas similares a los de la gripe, entre los que se incluyen fiebre, tos, disnea, mialgia y fatiga. También se ha observado la pérdida súbita del olfato y el gusto (sin que la mucosidad fuese la causa) (4)

La presentación clínica tuvo alta semejanza con el cuadro clínico causada por el coronavirus respiratorio del Síndrome Respiratorio Agudo Severo (SARS-CoV) y del Coronavirus del Síndrome Respiratorio del Medio Oriente (MERS-CoV). (5)

COVID-19

Definición

Es un virus ácido ribonucleico (ARN), envuelto, con un diámetro aproximadamente de 60-140 nm,cuya forma puede ser esférica, elíptica y pleomótfica, el genoma viral codifica proteínas estructurales y no estructurales; por su importancia, estas son: Espícula(proteína S),Proteína de membrana(M),proteína de la nucleocápside y proteína de la envoltura (12) (13).

Fisiopatología

En la replicación viral, al llegar a la célula blanco, la proteína S se une al receptor en la célula, la enzima convertidora de angiotensina 2(ACE 2). La proteína S, es luego clivada por una proteasa celular en dos subunidades,S1 y S2. Luego de su entrada a la célula, mediante la formación de una endosoma, el virus es desenvuelto y el RNA viral es liberado al citoplasma, para iniciarse en los ribosomas la traducción. de los genes ORF 1a y 1b en sus proteínas, las cuales realizan la replicación del genoma viral (13).

Estas proteínas estructurales son posteriormente ensambladas con el genoma viral, en las membranas celulares internas del retículo endoplasmático y aparato de Golgi, formándose las nuevas partículas virales. Finalmente, las vesículas que contienen los nuevos viriones se fusionan con la membrana celular para liberar los virus al exterior de la célula, proceso llamado exocitosis (14).

Epidemiología

Emergió en diciembre de 2019 en un mercado en Wuhan, provincia Hubei, China, y se ha convertido rápidamente en una pandemia que afecta a la inmensa mayoría de los países del mundo (15).

Esta infección se propagó rápidamente, resultando en una epidemia por todo el territorio chino, seguido de un creciente número de casos de enfermedad por coronavirus (COVID-19) en otros países. Hasta el 5 de marzo de 2020, alrededor de 86 países, incluyendo seis de Latino América, habían notificado al menos un caso confirmado por laboratorio de COVID-19.3 El 11 de marzo del 2020, la

Organización Mundial de Salud (OMS) declaró como pandemia el brote de COVID-19(6).

La pandemia por COVID-19 ha representado un duro golpe al sistema sanitario peruano, y las estrategias implementadas para el control de la epidemia han sido insuficientes en el contexto de colapso del sistema de salud (8)

Desde el punto de vista eco-epidemiológico se pueden clasificar en dos grupos: coronavirus adquiridos en la comunidad (o coronavirus humanos, HCoV) y coronavirus zoonóticos (13).

Ha provocado un impacto social y económico mundial sin precedentes y un elevado número de muertes. Se han identificado muchos factores de riesgo en la progresión de COVID-19 a una etapa grave y crítica, incluida la vejez, el sexo masculino, comorbilidades subyacentes como hipertensión, diabetes, obesidad, enfermedades pulmonares crónicas, enfermedades cardíacas, hepáticas y renales, tumores, inmunodeficiencias clínicamente aparentes, inmunodeficiencias locales, como la capacidad de secreción temprana de interferón tipo I, y embarazo. (19)

El diagnóstico temprano y el aislamiento de los pacientes sospechosos juegan un papel vital en el control de este brote. (14) La especificidad y sensibilidad de las diferentes técnicas de diagnóstico difiere entre las poblaciones y los tipos de equipos empleados. (15) Se han recomendado varios procedimientos para el diagnóstico de COVID-19:

Presentación clínica

Los síntomas de la COVID-19 se observan aproximadamente 5 días después de la incubación. Los infectados presentan síntomas durante 11,5 días. Se demostró que esta duración tiene un vínculo estrecho con el sistema inmunológico y la edad del paciente. Los síntomas gastrointestinales incluyen diarrea, vómitos y anorexia, registrados en casi el 40% de los pacientes. La COVID-19 también se ha relacionado con la enfermedad hipercoagulable, lo que aumenta el riesgo de trombosis venosa. También hay registros de síntomas neurológicos (como fatiga, mareos y alteración de la conciencia), accidentes cerebrovasculares isquémicos y hemorrágicos y daño muscular. Los investigadores italianos han identificado manifestaciones cutáneas en el 20% de los pacientes (14).

Pruebas de detección inespecíficas para COVID-19 en pacientes expuestos.

Los hallazgos de la mayoría de los análisis de sangre suelen ser inespecíficos, pero podrían ayudar a determinar las causas de la enfermedad. Un hemograma completo suele mostrar un recuento normal o bajo de glóbulos blancos y linfopenia. La proteína C reactiva (PCR) y la velocidad de sedimentación globular aumentaron en general, lo que de manera óptima se volvería a controlar los días 3, 5 y 7 después del ingreso. Niveles de creatina quinasa más mioglobina, aspartato aminotransferasa y alanina aminotransferasa, lactato deshidrogenasa, dímero D y creatina fosfoquinasa podrían aumentar en formas graves de enfermedad por COVID-19. Durante las coinfecciones víricas bacterianas, los niveles de procalcitonina pueden estar elevados (14).

Diagnóstico

Diagnóstico molecular, Se centra principalmente en los datos epidemiológicos, los síntomas clínicos y algunas tecnologías adyuvantes, como la detección de ácidos nucleicos y los ensayos inmunológicos. Además, el aislamiento del SARS-CoV-2 requiere equipo de alto rendimiento (nivel de bioseguridad 3) para garantizar la seguridad del personal. Además, las pruebas serológicas aún no han sido validadas. En el campo del diagnóstico molecular, hay tres cuestiones principales: (i) disminuir el número de falsos negativos mediante la detección de cantidades mínimas de ARN viral; (ii) evitar el número de falsos positivos mediante la correcta diferenciación de señales positivas entre diferentes patógenos; y (iii) una alta capacidad para realizar pruebas rápidas y precisas de un gran número de muestras en poco tiempo (12).

Generalmente, la RT-qPCR cuantitativa (RT-PCR) tiene una alta especificidad como ensayo estándar de oro para el diagnóstico final de COVID-19. Sin embargo, su sensibilidad podría variar según la carga viral, la técnica de extracción de ARN, la fuente de muestreo y el estadio de la enfermedad durante el tiempo de muestreo(14)

Tratamiento

Al inicio de la pandemia no existió un tratamiento claro, ya que se desconocía esta patología por SARS-CoV-2, y por el momento se dispone de escasos estudios clínicos controlados concluyentes que permitan realizar recomendaciones basadas en la evidencia. Se están llevando a cabo numerosos estudios que se publican, en ocasiones en revistas científicas, pero a menudo mediante comunicaciones, en pruebas previas, En este contexto, la toma de decisiones debe seguir las recomendaciones de las autoridades sanitarias, basadas en la evidencia disponible (15).

Es posible que los pacientes que presentan enfermedad leve acudan a los servicios de urgencias, los servicios de consultas externas o los establecimientos de atención primaria, o que se les descubra durante la realización de actividades de divulgación, por ejemplo, visitas a domicilio o telemedicina. Con el fin de contener la transmisión del virus, se recomienda que los casos presuntos o confirmados de COVID-19 leve se pongan en aislamiento de conformidad con la ruta asistencial vigente para la COVID-19. El aislamiento puede llevarse a cabo en un establecimiento sanitario designado para tratar pacientes de COVID-19, en un establecimiento comunitario o en el domicilio del paciente (autoaislamiento)(15). La neumonía por COVID-19 es una infecciom pulmonar producida por el virus SARS CoV2 (Coronavirus 2 del síndrome respiratorio agudo severo), con alto índice de transmisión de persona a persona (6) a través de la inhalación del virus SARS-CoV-2 que infecta las células alveolares y endoteliales al unirse al receptor de la enzima convertidora de angiotensina II (ECA II) (12)(13).

La neumonía por COVID-19, en la mayoría de los casos, a pesar de cumplir con la definición de Berlín de ARDS (síndrome de distrés respiratorio agudo), es una enfermedad específica con fenotipos peculiares. Su principal característica es la disociación entre la gravedad de la hipoxemia y el mantenimiento de una mecánica respiratoria relativamente buena, en donde los pacientes hipoxémicos pueden presentarse ya sea con respiración normal (hipoxemia "silenciosa") o con disnea notable marcadamente hipocápnica o hipercápnica o normocápnica (19).

La COVID-19 está asociada a una alta morbimortalidad1, por lo que no solo es importante conocer las medidas preventivas de transmisión de persona a persona y obtener una adecuada realización de una historia epidemiológica, sino también identificar los grupos que están expuestos para evitar su propagación. Por lo que esta investigación es necesaria porque definirá un precedente para aquellos investigadores que estén trabajando en esta línea de investigación.

Comorbilidad

También conocida como "morbilidad asociada", es un término utilizado para describir dos o más trastornos o enfermedades que ocurren en la misma persona. Pueden ocurrir al mismo tiempo o uno después del otro. La comorbilidad también implica que hay una interacción entre las dos enfermedades que puede empeorar la evolución de ambas. (9)

Ejemplos:

- Comorbilidades Endocrinológicas.
- Comorbilidades cardiacas
- Comorbilidades respiratorias
- Comorbilidades epidemiológicas (7)

Signos y Síntomas

Síntoma: Manifestación de una enfermedad o de un síndrome que solo es percibida por el individuo que lo padece. Cuando una alteración puede ser percibida tanto por el enfermo como por un observador externo es un signo (por ejemplo, la fiebre), pero la sensación subjetiva que la acompaña (por ejemplo, la cefalea) es un síntoma.

Signo: Manifestación objetiva de una enfermedad o un síndrome, que resulta evidente para un observador diferente del sujeto que lo presenta. Puede ser espontáneo o provocado por una maniobra exploradora. (8)

Análisis de Estudios sobre Comorbilidades y Síntomas de la Covid-19

Se realizaron una revisión bibliográfica de 33 artículos nacionales e internacionales, donde se puede concluir el aspecto más importante es necesario tomar medidas para detener la transmisión del virus, brindar atención diferenciada a los grupos de riesgo, identificar y controlar los focos de propagación, y lograr la cooperación de la población en el sistema de salud para combatir eficazmente esta enfermedad. (20)

En otro estudio, se realizó una revisión sistemática y un metaanálisis de 13 estudios publicados en el 2020 con un total de 99817 pacientes. Los estudios seleccionados evaluaron la asociación entre la gravedad de la presentación clínica de COVID-19 y diversas comorbilidades. Se concluye del estudio que la enfermedad renal crónica, enfermedad cardiovascular, hipertensión arterial y diabetes mellitus son comorbilidades que aumentan el riesgo de presentación clínica grave en pacientes con COVID-19. También se destacaron las inmunodeficiencias, el hábito de fumar, enfermedad respiratoria crónica y enfermedad hepática crónica como factores de riesgo importantes (19).

En otra revisión, se enfatiza la evidencia científica relacionada con los factores de riesgo de gravedad de la COVID-19, como la presencia de una tormenta de citocinas, patrones tomográficos y niveles elevados de ferritina. También se mencionan otros factores que pueden influir en los resultados de cada paciente, como el nivel socioeconómico, el estilo de vida, las diferencias geográficas, el origen étnico, la carga viral expuesta, el inicio del tratamiento, entre otros (18).

A continuación, se mostrará las tablas mas resaltantes de la monografía como parte de la revisión.

Primer autor	Año	Selección	Comparabilidad	Exposición/ Resultado	Puntuación total
Guan, et al	2020	****	**	***	9
Huang, et al	2020	****	*	***	8
Wang, et al	2020	****	**	***	9
Zhang, et al	2020	****	**	***	9
Zhou, et al	2020	****	**	***	9
Cao, et al	2020	****	**	***	9
Young, et al	2020	****	*	***	8
Deng, et al	2020	****	**	***	9
Mao, et al	2020	****	**	***	9
Liu, et al	2020	***	*	**	6
Chow, et al	2020	****	*	***	8
RENAVE	2020	****	**	***	9
China CDC	2020	****	**	***	9

TOMADO DE: Plasencia-Urizarri Thais M., Aguilera-Rodríguez Raúl, Almaguer-Mederos Luis E.. Comorbilidades y gravedad clínica de la COVID-19: revisión sistemática y meta-análisis. Rev haban cienc méd [Internet]. 2020 [citado 2023 Jul 07] ; 19(Suppl 1): e3389. Disponible en: http://scielo.sld.cu/scielo.php?script=sci_arttext&pid=S1729-519X2020000400002&lng=es. Epub 10-Jun-2020.

Primer autor	N	Género (M/F)	Edad	HT	ECV	DB	HF	ERC	EReC	EHC	INM
Guan, et al	1099	640/459	47 (35-58)[a]	165	27	81	158	12	8	23	3
Huang, et al	41	30/11	49 (41-58)[a]	6	6	8	4	2	-	2	-
Wang, et al	138	75/63	56 (42-68)[a]	43	20	14		4	4	5	3
Zhang, et al	140	71/69	57 (25-87)[b]	42	7	17	9	5	3	8	-
Zhou, et al	191	119/72	56 (46-67)[a]	58	15	36	11	6	3	-	-
Cao, et al	102	53/49	54 (37-87)[a]	28	5	11	-	10	4	3	-
Young, et al	18	9/9	47 (31-73)[b]	3	-	2	-	-	-	-	-
Deng, et al	225	124/101	40 (33-57)[b▲] 69 (62-74)[b▼]	58	17	26	-	25	-	-	-
Mao, et al	214	87/127	52,7 (15,5)[c]	51	15	30	-	-	-	-	-
Liu, et al	12	8/4	53,7 (18,5)[c]	3	4	2	-	-	2	-	-
Chow, et al	6637	-	-	-	613	730	-	609	202	40	245
RENAVE	70018	4685/2390	59 (46-74)[a]	-	10530	6618	-	4429	-	-	-
China CDC	44672	22981/21691	-	2713	873	1102	-	511	-	-	-

HT: hipertensión; ECV: enfermedad cardiovascular; DB: diabetes; HF: hábito de fumar; ERC: enfermedad respiratoria crónica; EReC: enfermedad renal crónica; EHC: enfermedad hepática crónica;

INM: inmunodeficiencias; a : mediana (rango intercuartil); b : mediana (rango); c : media (desviación estándar); ▲ : grupo de recuperados; ▼ : grupo de fallecidos.

TOMADO DE: Plasencia-Urizarri Thais M., Aguilera-Rodríguez Raúl, Almaguer-Mederos Luis E.. Comorbilidades y gravedad clínica de la COVID-19: revisión sistemática y meta-análisis. Rev haban cienc méd [Internet]. 2020 [citado 2023 Jul 07] ; 19(Suppl 1): e3389. Disponible en: http://scielo.sld.cu/scielo.php?script=sci_arttext&pid=S1729-519X2020000400002&lng=es. Epub 10-Jun-2020.

Tabla 2. Prevalencia de signos y síntomas del COVID-19 de larga duración, según el metaanálisis de Michelen (2021) (continuación).

	N° estudios	Proporción (IC95%)	Heterogeneidad I^2(%)
Sistémicos			
Debilidad	2	41.20 (25.43 - 59.01)	96.02
Malestar general	2	32.68 (14.91 - 57.36)	97.34
Fatiga	17	30.97 (23.91 - 39.03)	97.99
Sudoración / Sudoración nocturna	2	23.72 (20.68 - 27.05)	0
Mareos	5	4.50 (2.53 - 7.86)	77.3
Fiebre	7	1.08 (0.24 - 4.66)	91.35
Linfadenomegalia / linfadenopatía	1	0.89 (0.24 - 2.26)	NA
Cardiopulmonar			
Disnea	20	25.06 (17.86 - 33.97)	96.1
Palpitaciones	8	9.67 (5.95 - 15.34)	93.89
Tos	16	8.17 (4.85 - 13.44)	93.68
Dolor torácico	11	6.36 (3.15 - 12.42)	93.21
Esputo excesivo/Expectoración	6	5.46 (3.19 - 9.19)	83.32
Ruborizarse (*Flushing*)	1	4.83 (3.18 - 7.00)	NA
Hipertensiónde *novo*	1	1.30 (0.52 - 2.66)	NA
Otros	3	1.38 (0.01 - 67.44)	96.8
Respiratorio superior			
Dolor de garganta	5	4.70 (1.64 - 23.59)	91.22
Congestión nasal	3	4.99 (2.73 - 8.92)	0
Cambio de voz	1	8.21 (4.17 - 14.21)	NA
Otros	3	15.58 (0.68 - 83.17)	96.8
Gastrointestinales			
Náuseas o vómitos	4	6.69 (1.64 - 23.59)	91.22
Diarrea	10	4.00 (2.07 - 7.57)	81.37
Pérdida de apetito	3	17.49 (4.13 - 51.04)	96.73
Dolor abdominal	4	2.33 (0.54 - 9.42)	83.22
Otros malestares abdominales	1	17.95 (11.47 - 26.12)	NA
Pérdida de peso	2	20.99 (8.09 - 44.51)	97.79
Sangrado en heces/Hematoquecia	1	1.71 (0.21 - 6.04)	NA
Musculoesquelético			
Mialgia	12	11.29 (6.17 - 19.75)	97.1
Artralgia	9	9.39 (5.72 - 15.03)	94.24
Alteración del movimiento	6	14.42 (4.67 - 36.73)	98.17
Neurológico y neuromuscular			
Dolor de cabeza	11	4.88 (2.30 - 10.06)	94.88

Tomado de: Rojas-Bolivar Daniel, Huaroto-Ramírez Fabiola, Curisinche-Rojas Maricela, Zurita Diana Gonzales, Gutiérrez Ericson. Prevalencia, manifestaciones clínicas y factores asociados al COVID-19 de larga duración. Rev. Fac. Med. Hum. [Internet].

2022 Jul [citado 2023 Jul 23] ; 22(3): 572-583. Disponible en: http://www.scielo.org.pe/scielo.php?script=sci_arttext&pid=S2308-05312022000300572&lng=es. Epub 09-Jul-2022. http://dx.doi.org/10.25176/rfmh.v22i3.5009.

CONCLUSIONES

La enfermedad renal crónica, la enfermedad cardiovascular, la hipertensión arterial y la Diabetes Mellitus están entre las comorbilidades que mayor riesgo implican para una presentación clínica grave en pacientes con la COVID-19, seguidas en importancia por las inmunodeficiencias, hábito de fumar, enfermedad respiratoria crónica y enfermedad hepática crónica. Estos hallazgos son de importancia para el adecuado abordaje terapéutico de los pacientes afectados y para el desarrollo de estrategias de salud orientadas a la prevención y tratamiento de complicaciones médicas en el contexto de esta enfermedad.

La comorbilidad más frecuente fueron las endocrinológicas en todos los estudios con un 16.5%, seguido por las comorbilidades cardiacas con un 8.7% y las comorbilidades respiratorias con un 4.9%.

La COVID-19 de larga duración es un problema que persiste a pesar de que los pacientes se recuperen de la infección por SARS-CoV-2. De acuerdo con los hallazgos, la prevalencia es mayor del 40%, las manifestaciones clínicas más frecuentes son debilidad, malestar general, fatiga, alteración en la concentración y falta de aire. Se identificó que el sexo femenino, una mayor severidad del cuadro inicial, el aumento de la edad y la presencia de comorbilidades se asociaron con los síntomas de COVID-19 de larga duración. Tanto en la evaluación de la prevalencia, como en el análisis de los factores asociados, los hallazgos provinieron de estudios con riesgo de sesgo moderado a alto.

REFERENCIAS BIBLIOGRÁFICAS

1. Rothan HA, Byrareddy SN. The epidemiology and pathogenesis of coronavirus disease (COVID-19) outbreak. J Autoimmun [Internet]. 2020 [Citado 06/04/2020];109:[aprox. 1 p.] .Disponible en: https://pubmed.ncbi.nlm.nih.gov/32113704/ [Links]

2. Andersen KG, Rambaut ?A, Lipkin WI, Holmes? EC, Garry RF. The proximal origin of SARS-CoV-2. Nature Medicine. 2020;26:450-5. [Links]

3. Adhikari SP, Meng S, Wu YJ, Mao YP, Ye RX, Wang QZ, et al. Epidemiology, causes, clinical manifestation and diagnosis, prevention and control of coronavirus disease (COVID-19) during the early outbreak period: a scoping review. Infectious Diseases of Poverty. 2020;9:29. [Links]

4. World Health Organization. Coronavirus disease (COVID-19). Situation Report-105. [Internet]. Ginebra: World Health Organization; 2020 [Citado 06/04/2020]. Disponible en: http://www.who.int/docs/default-source/coronaviruse/situation-reports/20200504-covid-19-sitrep-105.pdf?sfvrsn=4cdda8af_2 [Links]

5. Chih Cheng L, Tzu Ping S, Wen Chien K, Hung Jen T, Po Ren H. Severe acute respiratory syndrome coronavirus 2 (SARS-CoV-2) and corona virus disease-2019 (COVID-19): the epidemic and the challenges. International Journal of Antimicrobial Agents [Internet]. 2020 [Citado 06/04/2020];55:[aprox. 1 p.]. Disponible en: http://doi.org/10.1016/j.ijantimicag. 2020.105924 [Links]

6. Asselta R, Paraboschi EM, Mantovani A, Duga S. ACE2 and TMPRSS2 variants and expression as candidates to sex and country differences in COVID-19 severity

in Italy. MedRxiv [Internet]. New York: Cold Spring Harbor; 2020 [Citado 06/04/2020]. Disponible en: Disponible en: https://doi.org/10.1101/2020.03.30. 20047878 [Links]

7. Cao Y, Li L, Feng Z, Wan S, Huang P, Sun X, et al. Comparative genetic analysis of the novel coronavirus (2019-nCoV/SARS-CoV-2) receptor ACE2 in different populations. Cell Discovery. 2020;6:11. [Links]

8. Wang W, Tang J, Wei F. Updated understanding of the outbreak of 2019 novel coronavirus (2019-nCoV) in Wuhan, China. J Med Virol. 2020;92:441-7. [Links]

9. Jin J M, Bai P, He W, Wu F, Liu X-F, Han D-M, et al. Gender differences in patients with COVID-19: focus on severity and mortality [Internet]. MedRxiv. New York: Cold Spring Harbor; 2020 [Citado 06/04/2020]. Disponible en: https://doi.org/10.1101/2020.02.23.20026864 [Links]

10. Guan WJ, Ni ZY, Hu Y, Liang WH, Ou CQ, He JX, et al. Clinical characteristics of coronavirus disease 2019 in China. N Engl J Med. 2020; 382(18):1708-20. [Links]

11. Wang D, Hu B, Hu C, Zhu F, Liu X, Zhang J, et al. Clinical characteristics of 138 hospitalized patients with 2019 novel coronavirus and infected pneumonia in Wuhan, China. JAMA [Internet]. 2020 [Citado 06/04/2020];323:[aprox. 1 p.]. Disponible en: https://doi.org/10.1001/jama.2020. 1585 [Links]

12. Margulis AV, Pladevall M, Riera Guardia N, Varas Lorenzo C, Hazell L, Berkman ND, et al. Quality assessment of observational studies in a drug-safety

systematic review, comparison of two tools: the Newcastle-Ottawa scale and the RTI item bank. Clinical Epidemiology. 2014;6:359. [Links]

13. Hervada Vidal X, Santiago Pérez MI, Vázquez Fernández E, Castillo Salgado C, Loyola Elizondo E, Silva Ayçaguer LC. Epidat 3.0: programa para análisis epidemiológico de datos tabulados. Rev Esp Salud Pública. 2004; 78:277-80. [Links]

14. Huang C, Wang Y, Li X, Ren L, Zhao J, Hu Y, et al. Clinical features of patients infected with 2019 novel coronavirus in Wuhan, China. Lancet. 2020; 395(10223):497-506. [http://scielo.sld.cu/img/revistas/rhcm/v19s1//1729-519X-rhcm-19-s1-e3389-gt1.jpg]

15. Zhang JJ, Dong X, Cao YY, Yuan YD, Yang YB, Yan YQ, et al. Clinical characteristics of 140 patients infected by SARSCoV-2 in Wuhan, China. Allergy [Internet]. 2020 [Citado 07/04/2020];75:[aprox. 2 p.]. Disponible en: https://doi.org/10.1111/ all.14238 [Links]

16. Zhou F, Yu T, Du R, Fan G, Liu Y, Liu Z, et al. Clinical course and risk factors for mortality of adult inpatients with COVID-19 in Wuhan, China: a retrospective cohort study. Lancet. 2020;395:1054-62. [http://scielo.sld.cu/img/revistas/rhcm/v19s1//1729-519X-rhcm-19-s1-e3389-gt1.jpg]

17. Cao J, Tu WJ, Cheng W, Yu L, Liu YK, Hu X, et al. Clinical features and short-term outcomes of 102 patients with corona virus disease 2019 in Wuhan, China. Clin Infect Dis. [Internet]. 2020 [Citado 07/04/2020];70:[aprox. 2 p.]. Disponible en: https://doi.org/10.1093/cid/ciaa243 [

http://scielo.sld.cu/img/revistas/rhcm/v19s1//1729-519X-rhcm-19-s1-e3389-gt1.jpg]

18. Young BE, Ong SWX, Kalimuddin S, Low JG, Tan SY, Loh J, et al. Epidemiologic Features and Clinical Course of Patients Infected With SARS-CoV-2 in Singapore. JAMA [Internet]. 2020 [Citado 07/04/2020];323:[aprox. 2 p.]. Disponible en: https://doi.org/10.1001/jama.2020.3204 [http://scielo.sld.cu/img/revistas/rhcm/v19s1//1729-519X-rhcm-19-s1-e3389-gt1.jpg]

19. Deng Y, Liu W, Liu K, Fang YY, Shang J, Zhou L, et al. Clinical characteristics of fatal and recovered cases of coronavirus disease 2019 (COVID-19) in Wuhan, China: a retrospective study. Chin Med J [Internet]. 2020 [Citado 07/04/2020];133:[aprox. 1 p.]. Disponible en: https://doi.org/10.1097/CM9.0000000000000824 [http://scielo.sld.cu/img/revistas/rhcm/v19s1//1729-519X-rhcm-19-s1-e3389-gt1.jpg]

20. Rojas-Bolivar Daniel, Huaroto-Ramírez Fabiola, Curisinche-Rojas Maricela, Zurita Diana Gonzales, Gutiérrez Ericson. Prevalencia, manifestaciones clínicas y factores asociados al COVID-19 de larga duración. Rev. Fac. Med. Hum. [Internet]. 2022 Jul [citado 2023 Jul 23] ; 22(3): 572-583. Disponible en: http://www.scielo.org.pe/scielo.php?script=sci_arttext&pid=S2308-05312022000300572&lng=es. Epub 09-Jul-2022. http://dx.doi.org/10.25176/rfmh.v22i3.5009.

CON GRIN SUS CONOCIMIENTOS VALEN MAS

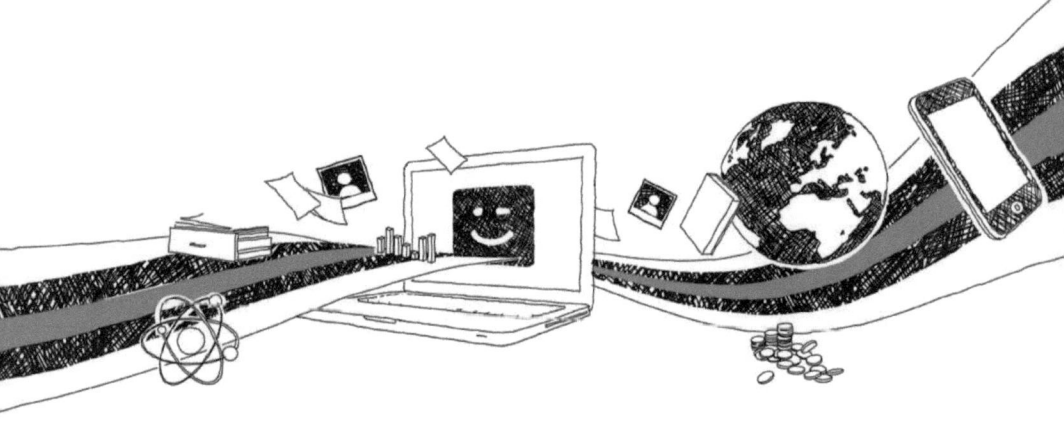

- Publicamos su trabajo académico, tesis y tesina

- Su propio eBook y libro - en todos los comercios importantes del mundo

- Cada venta le sale rentable

Ahora suba en www.GRIN.com y publique gratis

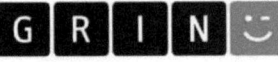